Dorothea Zimmer

Sanfte Behandlung und Pflege mit

Teebaumöl

So helfen Sie sich selbst
mit den heilenden und pflegenden
Essenzen des Wunderöls

Urania

Inhalt

Einleitung

Wir erleben eine Art Renaissance. Altes Wissen über natürliche Heilmittel, das lange in Vergessenheit geraten war, wird in den letzten Jahren wieder ausgegraben. Hinsichtlich Gesundheits- und Schönheitspflege sind Großmutters Hausrezepte ebenso gefragt wie Heilmittel und -methoden aus früheren Kulturen und von Naturvölkern.

In bezug auf Teebaumöl kommt das Wissen sozusagen direkt über den großen Teich zu uns. Seit Jahrtausenden bekannt, von den Europäern 1770 entdeckt, von der modernen Medizin zwischenzeitlich wieder verdrängt, erlebt dieses ätherische Öl in den letzten Jahren einen regelrechten Boom. Und dies zurecht. Uralte Bäume mit ursprünglicher Kraft - sie wurden bis vor kurzem niemals kultiviert - liefern dieses Öl mit seiner vielfältigen Wirkung. Die breite Anwendungspalette reicht von der Hautpflege über verblüffende Heilerfolge bei Infektionen aller Art bis zum Desinfektionsmittel im Haushalt. Ist Teebaumöl also ein Wunderöl?

Wie auch immer. Jedenfalls ist es ein Geschenk der Natur, das für Sie sicherlich auch bald unverzichtbarer Bestandteil Ihrer Haus- und Reiseapotheke sowie eine große Hilfe in Haus und Garten sein wird.

Die Geschichte des Teebaumöls

Australien und der Teebaum wurden im selben Jahr entdeckt

Im Jahre 1768 brach der Leutnant der Britischen Navy James Cook mit seiner »HMS Endeavour« auf, um das Kap Hoorn zu umsegeln und neue Länder für das britische Kolonialreich zu entdecken. Er landete auf Tahiti, segelte weiter westwärts, entdeckte Neuseeland, und zwei Jahre nach seinem Aufbruch ging er an einer unbekannten Küste an Land. Der einstmals arme Bauernsohn, der 1770 in Bobany Bay Anker setzte, wußte zu diesem Zeitpunkt noch nicht, daß er damit mehrfach in die Geschichte eingehen würde, bevor er knapp zehn Jahre später von hawaiianischen Indianern erschlagen werden sollte.

James Cook hat einen neuen Kontinent entdeckt – Australien. Und man zitiert ihn zweihundert Jahre später immer wieder als denjenigen, der das Teebaumöl nach Europa gebracht hat.

In dem sumpfigen Flachland, wo später Sydney entstand, waren James Cook und seine Besatzung in jener Gegend Australiens gelandet, in der der Teebaum vor allem beheimatet ist – an der Ostküste und im Norden des späteren New South Wales.

Der australische Kontinent war zu dem damaligen Zeitpunkt von schätzungsweise 300.000 Aborigines, wie sie heute genannt werden, bevölkert. Gegenwärtig leben dort etwa 28.000. Aber das ist eine andere Geschichte.

Fauna und Flora Australiens sind einzigartig

Auf diesem kleinsten aller Kontinente trifft man auf Pflanzen- und Tierarten, die sonst nirgendwo auf der Welt zu finden sind. Nur in Australien gibt es bestimmte Eukalyptusarten. Sie zählen zu den höchsten Bäumen der Erde und erreichen eine Höhe von 150 Metern. Auch den Teebaum sieht man, außer einigen Arten, die auch in Malaysia, auf den Molukken und auf Java wachsen, nur hier. Und nur in Australien tummeln sich Känguruhs, Schnabeltiere und Koalabären.

James Cook und vor allem sein Botaniker Sir Joseph Banks, der mit ihm die Welt umsegelte, beobachteten, daß die Einwohner Australiens aus den schmalen, klebrigen Blättern bestimmter Sträucher und Bäume einen würzigen Tee bereiteten. Sie zerdrückten die Blätter und gossen sie mit heißem Wasser auf. Die Schiffsbesatzung versuchte diesen Tee und fand ihn äußerst schmackhaft. Den Baum, von dem die Blätter stammten, nannten sie daher hinfort Teebaum, im englischen tea-tree.

Offenbar lernten die Weltumsegler einiges über die Teebaumblätter und ihre Verwendung. James Cook fand sogar großen Gefallen an einem Bier, das er aus den Blättern des Teebaums und aus Tannennadeln braute. Er schrieb in einem Bericht von einer späteren Reise: »...Zunächst haben wir es aus einer Abkochung von Tannennadelsprossen hergestellt, doch war dieses Bier zu stark adstringierend, so daß wir es mit der gleichen Menge aus dem Teebaum (dieser Name stammt von der Verwendung als Tee während meiner letzten Reise, was wir übrigens beibehalten haben) vermischt haben. Dadurch wurde die zusammenziehende Wirkung der ersten Abkochung gemildert, und das nun sehr schmackhafte Bier wurde von allen an Bord geschätzt.« (Die Reise zum Südpol, Bd. I, S. 99, 1977).

Auf den monatelangen Reisen hatte die Besatzung zudem aufgrund der schlechten Ernährung und der mangelhaften hygienischen Zustände immer wieder unter vielen Krankheiten zu leiden. Vitaminmangelerkrankungen wie Skorbut, Infektionen oder Hautschorf, die besonders häufig auf-

traten, wurden auf der Rückreise Cooks von Australien offenbar erfolgreich mit dem Sud aus Teebaumblättern behandelt.

Teebaumöl – in Australien seit Jahrtausenden als Heilmittel bekannt

In der Literatur ist die Rede davon, daß die australischen Ureinwohner vor zehntausend Jahren bereits Wurzeln, Früchte und Blätter des Teebaums als Heilmittel benutzten. Die Frauen wickelten beispielsweise ihre Babys direkt nach der Geburt in die Baumrinde ein, um sie damit vor Infektionen zu schützen. Das Öl, das aus der Zerkleinerung und Pressung der Blätter gewonnen wurde, diente der erfolgreichen Behandlung von Wunden, Entzündungen und Infektionen. Aus gestampfter Rinde, die mit Wasser zu einem Brei verrührt wurde, verfertigte man Umschläge und Verbände, die mehrfach wirkten. Sie schützten vor Infektionen, beschleunigten die Heilung und hielten Insekten fern. Der Tee aus den Blättern war ein gebräuchliches Mittel gegen Müdigkeit und Schwächeanfälle. Das Öl aus den Blättern benutzte man, um die seelische Ausgeglichenheit zu fördern.

Obwohl die Engländer, die in Australien blieben und sich dort ansiedelten, den Teebaum schätzten und seine Produkte weiterhin verwendeten, geriet das Teebaumöl in Europa zunächst wieder in

Vergessenheit. Erst Anfang dieses Jahrhunderts begann man erneut, sich auf die Heilkräfte des Teebaumöls zu besinnen.

Erste wissenschaftliche Studien und verblüffende Ergebnisse

Der australische Museumsdirektor und Chemiker Dr. Arthur R. Penfold war der erste, der sich für dieses vielfältig wirksame ätherische Öl wieder interessierte. Im Jahr 1922 begann er in Sydney mit einer dreijährigen Untersuchungsreihe, mit der er die Eigenschaften und Wirkungen des Teebaumöls erforschen wollte. Die Ergebnisse, die er drei Jahre später veröffentlichte, waren sensationell. Teebaumöl hatte sich in bezug auf seine antiseptischen, keimtötenden Eigenschaften als dreizehnmal wirksamer als die bislang verwendete Karbolsäure (Phenol) erwiesen. Es war darüber hinaus besonders gewebeschonend und nicht giftig. Doch offenbar nur eine einzige von den insgesamt 300 Teebaumarten enthielt die optimale Zusammensetzung der Inhaltsstoffe, und zwar genau jene, die zweihundert Jahre zuvor von James Cook und Joseph Banks in den Sümpfen von Bungawalbyn an der australischen Ostküste in New South Wales entdeckt worden war.

Nachdem die Studienergebnisse von Penfold auch in so renommierten medizinischen Fachzeitschriften wie dem »British Medical Journal« Eingang gefunden hatten, fingen Wissenschaftler auf der ganzen Welt damit an, sich näher mit Teebaumöl zu befassen. Das ätherische Öl wurde in den 30er Jahren vielfach untersucht, auch im Vergleich mit bewährten Arzneimitteln. Und immer wieder wurde die verblüffende Wirkung vor allem gegen Bakterien, Viren und Pilze bestätigt. So genoß das Öl bis in die 40er Jahre hohes Ansehen.

Kriegswichtiges Produkt im Zweiten Weltkrieg

Während des Zweiten Weltkriegs wurde Teebaumöl vielfach gegen Verletzungen und Infektionen aller Art eingesetzt. Australien erklärte es 1939 zum kriegswichtigen Produkt. Alle, die in der Produktion des Öls tätig waren, wurden von nun ab vom Dienst an der Waffe freigestellt. Der Export in nichtalliierte Länder war verboten. Bei den australischen Truppen gehörte Teebaumöl in den Erste-Hilfe-Koffer. Mancher Soldat verdankte es der Behandlung mit Teebaumöl, daß er nicht Arme oder Beine durch Amputation infolge von Wundbrand verloren hat.

Erst die Entdeckung des Penizillins ließ das Teebaumöl wieder für einige Jahrzehnte in Vergessenheit geraten. Vor wenigen Jahren stieß Teebaumöl jedoch erneut auf internationales Interesse. Im Zuge der allgemeinen Rückbesinnung auf natürliche Heilmittel findet es langsam wieder Beachtung.

Wie wird Teebaumöl hergestellt?

Teebaum und Teebaum sind zweierlei

Teebaum ist ein Sammelbegriff für verschiedene Sträucher und Bäume der Gattung *Melaleuca*, die der Familie der Myrtengewächse zugehören. Der wissenschaftliche Name dieser Art ist aufgrund eines Irrtums entstanden, wie Peter Grunert in seinem Buch über Teebaumöl (»Nie wieder krank?«) enthüllt hat. Der Name setzt sich aus den beiden Worten melas, das heißt schwarz, und leukos, das heißt weiß, zusammen. Als die ersten Beschreibungen des Teebaums aufgezeichnet wurden, wurden der Stamm als schwarz und die Äste als weißlich bezeichnet. Die ersten Entdecker des Teebaums wußten nicht, daß in dem Gebiet, in dem sie die Teebäume erstmals sahen, kurz zuvor ein Buschfeuer gewütet hatte. Die Stämme der meisten Bäume waren immer noch rußgeschwärzt, während alles Grüne an den Bäumen und das Gras schon wieder nachgewachsen war. Die Spuren des Feuers waren bereits verwischt.

Insgesamt gibt es etwa 300 Arten des Teebaums. Aus der *Melaleuca alternifornia* wird heute im wesentlichen das Teebaumöl, das im Handel ist, gewonnen. Denn dieses Öl zeichnet sich durch eine optimale Heilwirkung aus. Auch die Art *Melaleuca leucadendron* wurde vor allem zu Anfang des Jahrhunderts mit dem sogenannten Cajeput-Öl als Teebaumöl-Lieferant benutzt. Cajeput-Öl ist jedoch weniger hautverträglich als das Öl von *Melaleuca alternifornia*. Auch von der Spezies *Melaleuca viridiflora* wurde früher noch vielfach das Öl verwendet.

Melaleuca alternifornia – Die Königin der Teebaumpflanzen

Melaleuca alternifornia wird etwa sechs bis sieben Meter hoch. Ihre Wurzelstöcke sind weitverzweigt im Boden, aus ihnen entwickeln sich auch bei Rodung neue Bäume. Die Widerstandsfähigkeit des Teebaums ist so groß, daß es nicht genügt, ihn kurz über dem Boden abzuschlagen. Alle Wurzeln müssen entfernt werden, andernfalls erholt sich der Baum und treibt neue Zweige aus.

Der schmale Stamm des Teebaums teilt sich schon kurz über der Erde, so daß teilweise der Eindruck entsteht, es handele sich eher um einen Strauch als um einen Baum. Die Rinde ist hell und papierartig. Der Teebaum wirft seine Blätter nie ab, gehört also zu den immergrünen Pflanzen.

Die Blätter des Baums sind schmal, wie Fichtennadeln, und duften sehr aromatisch. Die Blüten sind wie kleine Federn und von gelblicher Farbe. Wegen ihrer Form werden sie im Volksmund auch Flaschenbürsten genannt.

Der Samen des Teebaums ist winzig und erinnert an gemahlene Pfefferkörner. Seine Farbe ist grau bis braun. Angeblich wiegen etwa vierzigtausend Samenkörner gerade mal ein einziges Gramm.

Der Geruch des gewonnenen Öls ist eher streng und gewöhnungsbedürftig. Er erinnert am ehesten an geriebene Muskatnuß oder an eine Bitterorange. Seine Farbe ist weiß bis gelblich.

Vor allem zwei »Wunderstoffen« verdankt das Teebaumöl seine Wirkung

Über 100 organische Verbindungen sind inzwischen im Teebaumöl nachgewiesen worden. Die außergewöhnlich keimtötenden und heilsamen Effekte gehen wahrscheinlich auf die synergetische Wirkung aller Substanzen zurück. Es sind jedoch insbesondere zwei »Wunderstoffe«, denen das Teebaumöl seinen Ruf verdankt.

Inhaltsstoffe des Teebaumöls

Substanz	Anteil in %
(+)-Terpinen-4-ol	24,73
Gamma-Terpinen	21,15
(-)-Terpinen-4-ol	13,13
Alpha-Terpinen	9,90
Para-Cymen	4,96
Alpha-Terpinolen	3,18
1,8-Cineol	3,04
Alpha-Terpineol	2,72
Alpha-Muurolen	2,26
Alpha-Pinen	1,86
Delta-Cadinen	1,86
Viridifloren	1,75
Aromadendren	1,61
Globulol	0,80
Alloaromadendren	0,69
Beta-Phellandren	0,58
Viridiflorol	0,58
Cubenol	0,52
(+)-Limonen	0,51
Beta-Mycren	0,46
Alpha-Gurjunen	0,45
Beta-Caryophyllen	0,44
MW 204	0,44
MW 222	0,38
Cadina-1,4-dien	0,30
Alpha-Amorphen	0,29
Calamenen	0,27
Beta-Terpineol	0,24
Dimethylstyren	0,17
Gamma-Gurjunen	0,15
Spathulenol	0,15
Bicyclogermacren	0,13

Quelle:
Journal of Agricultural Food Chemistry, 10, 1993

Zum einen handelt es sich dabei um Terpinen-4-ol. Terpene sind ungesättigte Kohlenwasserstoffe, die aus Blüten, Blättern und anderen Teilen des Teebaums isoliert werden können. Die Terpene des Teebaums verfügen über eine außerordentlich hohe Heilwirkung. Insbesondere bei Hauterkrankungen und äußeren Wunden wirken sie entzündungshemmend und fördern den Heilprozeß. Die andere ätherische Substanz ist Cineol, auch Eucalyptol genannt. Es ist in den Blättern des Teebaums und des Eukalyptusbaums enthalten. In geringen Mengen kommt es auch in Ingwer oder Lavendel vor. Besonders wirksam ist Cineol bei Erkältungskrankheiten.

Wichtig, so fanden die Wissenschaftler, ist die richtige Kombination beider Stoffe. Ideal ist sie offenbar bei *Melaleuca alternifornia*. Terpinen-4-ol macht mindestens 30 Prozent aus, Cineol nicht mehr als fünf Prozent. In Konzentrationen ab 15 Prozent wirkt Cineol ätzend und ruft Reizungen der Haut und Schleimhäute hervor.

1978 wurde eine ausführliche Studie von den beiden Wissenschaftlern Swoerd und Hunter durchgeführt, die die Zusammensetzung der Substanzen im Teebaumöl zum Gegenstand hatte. Sie fanden neben Terpinen-4-ol und Cineol noch Viridifloren und drei weitere Inhaltsstoffe, die, soweit bis jetzt bekannt, ausschließlich in Teebaumöl vorkommen, und zwar Beta-Terpineol, L-Terpineol und Allyhexonat.

Die Ernte ist schwierig

Die Qualität der Inhaltsstoffe der einzelnen Teebaumblätter kann beträchtlich variieren. Selbst zwei Bäume der gleichen Art, die nebeneinander stehen, können ganz unterschiedlich zusammengesetzte ätherische Öle hervorbringen.

Insgesamt hängt die Zusammensetzung des Öls ab von dem Zusammenspiel vieler Faktoren: der geographischen Lage, der Bodenbeschaffenheit, den klimatischen Bedingungen usw.

Die Ernte der Blätter erweist sich als relativ schwieriges Unterfangen. Denn die Blätter haften besonders stark an den Ästen, und die Pflücker müssen darauf achten, daß sie nicht beschädigt werden, da sonst das kostbare Öl aus ihnen austritt.

Nach der Ernte werden die Blätter in die Produktionsbetriebe gefahren und dort auf große Roste gelegt. Unter diesen wird Wasser zum Verdampfen gebracht. Bei hohen Temperaturen wird das Öl aus den Blättern freigesetzt. In großen Tanks wird der Extrakt aufgefangen, wobei das Öl nach oben steigt und abgeschöpft werden kann. Dann wird es filtriert und weiterverarbeitet.

Die verschiedenen Qualitätsstufen von Melaleuca alternifornia:

Diese Qualitätsstufen beziehen sich auf Plantagenware. Teebaumöl aus Wildsammlung hat einen ganz eigenen Charakter, es riecht holzig, und sein Cineol-Gehalt liegt in der Regel bei drei Prozent, der Terpinen-4-ol-Gehalt bei 38 Prozent.

GRUPPE A: *KBA-Qualitätsstufe*
Sie umfaßt reines Teebaumöl aus kontrolliert biologischem Anbau und ist die höchste Qualitätsstufe. Sie bezieht sich auf Plantagenware. Der Cineol-Gehalt liegt immer unter fünf Prozent, meist sogar unter 3,5 Prozent, der Terpinen-4-ol-Gehalt über 35 Prozent, meist zwischen 36 und 38 Prozent. Es empfiehlt sich, nur Teebaumöl aus Wildsammlung oder der KBA-Qualitätsstufe zu kaufen.

GRUPPE B: *Pharmazeutische Qualitätsstufe*
Die Werte der beiden wichtigsten Inhaltsstoffe Cineol und Terpinen-4-ol sind etwa gleich wie bei der Gruppe A. Der Unterschied zur KBA-Qualitätsstufe besteht darin, daß drei bis vier Monate vor der Ernte des Öls aus dieser Qualitätsstufe künstlicher Dünger und Insektizide eingesetzt werden dürfen. Es werden zwar Kontrolluntersuchungen durchgeführt, und falls Pestizide festgestellt werden, müssen sie unterhalb der jeweils festgesetzten Grenze liegen. Aber hier sind zum Beispiel bei Menschen mit empfindlicher Haut Reizungen möglich.

GRUPPE C: *Kosmetische Qualitätsstufe*
Hier finden wir Teebaumöl mittlerer Qualität. Es wird meist nicht als reines Öl verkauft, sondern kosmetischen Produkten beigemischt. Der Gehalt von Cineol und Terpinen-4-ol ist der gleiche wie bei den Gruppen A und B. Allerdings sind die Kontrollen und Richtlinien nicht so streng wie dort.

GRUPPE D: *Technische Qualitätsstufe*
Bei dem Öl dieser Gruppe darf der Cineol-Gehalt bis zu zehn Prozent betragen, und die untere Grenze von Terpinen-4-ol liegt bei 30 Prozent. Öl dieser Stufe wird gewöhnlich für die Tierpflege und für Haushaltsreinigungsmittel eingesetzt. Das Teebaumöl wird zum Beispiel von älteren Teebäumen geerntet, die in trockeneren Gebieten wachsen. Es läßt sich sehr gut als Desinfektionsmittel benutzen.

GRUPPE E: *Industrielle Qualitätsstufe*
Hier darf der Cineol-Gehalt auf bis zu 15 Prozent steigen und der Terpinen-4-ol-Gehalt auf 30 Prozent sinken. Es eignet sich gut für starke Reinigungsmittel oder zur Schädlingsbekämpfung in der Landwirtschaft.

Drei Kriterien für Qualität

🔲 Jedes Teebaumöl, das Anspruch auf Hochwertigkeit erhebt, muß mindestens 48 Inhaltsstoffe aufweisen.

🔲 Der Anteil von Cineol sollte nicht über fünf Prozent liegen.

🔲 Der Terpinen-4-ol-Anteil muß mindestens 30 Prozent betragen.

Man kann allgemein sagen: Je höher der Terpinen-4-ol-Anteil, desto höher ist der therapeutische Effekt.

Da die Qualität der Zusammensetzung stark schwanken kann, werden inzwischen regelmäßige Qualitätskontrollen durchgeführt. Die »Australian Standards Association« hat im Jahr 1985 eine Qualitätsnorm eingeführt, die die Bezeichnung »AS 2783-1985« trägt. Die derart gekennzeichneten Öle entsprechen der höchsten Qualitätsnorm für reines Teebaumöl.

Eine Tonne Blätter ergibt rund zehn Liter Öl

Einem geschickten Erntearbeiter gelingt es, bis zu einer Tonne Blätter am Tage zu pflücken. Eine Tonne ergibt rund zehn Liter Öl.

1985 lag die Jahresproduktion von Teebaumöl noch zwischen 15 und 20 Tonnen. 1989 waren es bereits 60 Tonnen, 1992 700 Tonnen, und bis heute steigt die Produktion weiter an.

Wildes Öl oder Plantagen-Öl?

Der größte Teil der Teebaumöl-Produktion stammt aus natürlichen wildwachsenden Beständen. Das Öl aus Wildwuchs hat im übrigen eine etwas holzartige Geruchsnote.

Der Versuch, Teebäume in Plantagen anzubauen, erwies sich als äußerst schwierig. Es dauerte Jahrzehnte, bis man herausfand, daß sich Teebäume nicht einfach wie andere Bäume kultivieren lassen. Zur gleichen Zeit wachsen aus gleichem Samen völlig unterschiedliche Bäume mit starken Größenunterschieden und verschiedenem Ölgehalt der Blätter. Man versuchte, erst nur Schößlinge zu ziehen und dann die größeren davon plantagenartig anzupflanzen. Dies ist jedoch sehr kostenintensiv. Die ideale Methode zur Plantagennutzung des Teebaums ist offenbar bis heute nicht gefunden. Inzwischen werden, außer in den

Wie wird Teebaumöl hergestellt?

Ursprungsgebieten an der Ostküste, auch in anderen Landesteilen von Australien Teebaumöl-Plantagen aufgebaut. Eines der erfolgreichsten Projekte in dieser Hinsicht ist das Hopevale-Projekt in Queensland.

Im Handel werden Öle aus Plantagenproduktion und aus Wildsammlung angeboten. Hier gilt nicht unbedingt: Je natürlicher, desto besser. Zumindest kann man bei Öl aus Plantagenproduktion sicher sein, daß es sich um Öle von der hochwertigsten Art, nämlich von *Melaleuca alternifornia*, handelt. Denn nur diese Spezies wird in Plantagen angebaut.

Worauf Sie beim Kauf achten sollten

☐ *Kaufen Sie Teebaumöl grundsätzlich nur in Apotheken, Reformhäusern, Naturkost- oder Esoterik-Läden. Auffallend billiges Öl ist in der Regel auch minderwertiges und mit anderen Ölen versetzt.*

☐ *Wenn Sie sicher sein wollen, daß Sie echtes hochwertiges Teebaumöl kaufen, achten Sie darauf, daß Melaleuca alternifornia auf dem Etikett steht.*

☐ *Auch der Geruch kann gestrecktes Öl verraten: Ist er süßlich und riecht das Öl eher nach Kampfer, handelt es sich sicherlich nicht um reines Teebaumöl.*

☐ *Wenn Sie reines Teebaumöl wollen, sollte es zu 100 Prozent naturbelassen sein. Wenn Sie Ölmischungen kaufen wollen, bei denen der Teebaumöl-Anteil aber von Bedeutung sein soll, muß er mindestens 15 Prozent betragen.*

☐ *Es empfiehlt sich, Teebaumöl aus kontrolliert biologischem Anbau zu kaufen, wenn es sich um Plantagen-Öl handelt.*

☐ *Wenn Sie Produkte kaufen, die als Teebaumöl-Produkte angepriesen werden, etwa Seifen, Zahnpasta, Cremes usw., achten Sie auf den Beipackzettel, um sicherzugehen, daß die wichtigen Wirkstoffe enthalten sind. Der Anteil des Teebaumöls in den Produkten muß mindestens zwei Prozent betragen, um eine Wirkung entfalten zu können.*

☐ *Teebaumöl nur in dunklen Flaschen kaufen, da es sonst seine Qualität verliert.*

Gesundheit und Entspannung durch Teebaumöl-Aromatherapie

»Ich kann dich nicht riechen« – »Ich habe die Nase voll« – »Welch ein betörender Duft« oder »Hier herrscht dicke Luft« – diese Redensarten kennen wir alle. Sie zeigen etwas, was wir uns oft nicht sehr bewußt machen, daß nämlich Gerüche und Gefühle sehr eng aneinander gekoppelt sind.

Am ehesten bemerken wir im Alltag, wie Düfte mit dem Geschmackssinn verbunden sind. Der Geruch von gerade gebrühtem Kaffee, von frisch gebackenem Brot oder von Obst, Gemüse und Gewürzen auf einem Marktplatz läßt uns meist das Wasser im Mund zusammenlaufen und weckt unseren Appetit.

Evolutionsgeschichtlich zählt der Geruchssinn zu unseren ältesten Sinnesorganen. Ein Neugeborenes erkennt beispielsweise seine Mutter bereits sechs Stunden nach der Geburt an ihrem Körpergeruch. Ihre Stimme und ihr Anblick spielen erst später eine Rolle. Das Riechhirn selbst gehört zu einem System, das stammesgeschichtlich zu den ältesten Gehirnstrukturen der Wirbeltiere und der Menschheit zählt. Im Laufe von Millionen von Jahren hat es sich bemerkenswert wenig verändert. Es handelt sich um das limbische System, dessen Auf-

gabe offenbar die Selbst- und Arterhaltung ist und das auch als Zentrum der Gefühle bezeichnet wird.

Duftstoffe sind, so weiß man heute, so etwas wie Kommunikationssignale. Man nennt sie auch Pheromone. Das Wort kommt aus dem Griechischen und setzt sich aus *pherein* für übertragen und *hormon* für erregen zusammen. Es bedeutet also soviel wie Erregungsübertragung.

Pheromone spielen bei Pflanzen, Tieren und Menschen eine große Rolle. Bei Pflanzen aktivieren sie den Stoffwechsel, dienen als Schutz vor Schädlingen und als Lockstoffe für Insekten. Mit ihnen verständigen sich Pflanzen anscheinend auch untereinander über Gefahren. Wenn ein Baum beispielsweise von Schädlingen befallen wird, setzt er bestimmte Duftstoffe frei, die die Bäume in der Umgebung dazu veranlassen, Schutzsubstanzen zu produzieren. Bei Tieren dienen Pheromone beispielsweise zur Markierung des Territoriums und zur Stimulierung des Sexualverhaltens.

Pheromone beinhalten mithin bestimmte Informationen, die in der Aromatherapie systematisch eingesetzt werden können.

Schon ganz wenige Substanzteilchen lösen einen Geruchsreiz aus. Und welche Macht der Geruchssinn entfalten kann, hat Patrick Süskind in seinem Roman »Das Parfüm« eindrucksvoll geschildert.

Aromatherapie – so alt wie die Menschheit selbst

Bereits früh hat sich die Menschheit die Wirkung von Duftstoffen zunutze gemacht und Aromapflanzen systematisch eingesetzt, um Gefühle zu stimulieren, aber auch dazu, Linderung und Heilung bei verschiedenen gesundheitlichen Störungen und Erkrankungen zu erzielen.

Die älteste Tradition im Umgang mit aromatischen Gerüchen finden wir bei allen Naturvölkern - in bezug auf das Teebaumöl beispielsweise bei den australischen Ureinwohnern, aber auch in alten Kulturen wie etwa im Alten China. Alle Dynastien kannten den Umgang mit Duftstoffen, Räucherwerk und ätherischen Ölen. Noch heute sind uns China-Öl und Tigerbalsam als ätherisches Ölgemisch mit heilsamer Wirkung bekannt.

Auch die alten Ägypter waren Experten im Umgang mit Aromapflanzen. Diese waren wesentlicher Bestandteil ihrer Heilkunst, Kosmetik und täglichen Hygiene. In allen Religionen waren Düfte – zum Beispiel aus Räucherwerk – wesentlicher Bestandteil der Riten und Zeremonien.

In unseren Breitengraden ist die Beschäftigung mit ätherischen Essenzen vor allem aus Klöstern überliefert. Die berühmteste Vertreterin ist die 1098 in Rheinhessen geborene Äbtissin Hildegard von Bingen, die unter anderem dem Lavendel ihre Aufmerksamkeit widmete.

Nachdem dieses Wissen im Laufe der Jahrhunderte in Vergessenheit geriet oder im Zuge der Hexenverfolgung vernichtet wurde, trat es Anfang unseres Jahrhunderts wieder ins Bewußtsein. Der französische Chemiker René-Maurice Gattefossé war maßgeblich an der erneuten Popularisierung und Verbreitung der Aromatherapie beteiligt. Mehr oder weniger durch einen Zufall erfuhr er die außergewöhnliche Heilkraft ätherischer Öle. Während seiner Experimente erlitt er starke Verbrennungen an einer Hand und steckte sie ohne lange zu überlegen in einen Topf voll Lavendelöl, der in der Nähe stand. Zu seiner Verwunderung ließen die Schmerzen schnell nach, und die Verbrennung heilte innerhalb kürzester Zeit ab.

1964 erschien das Standardwerk der Aromatherapie »Aromathérapie – Traitement des maladies par les essences des plantes« von Dr. Jean Valnet, der als der »Vater« der Aromatherapie der neuen Zeit gilt. Auch der englische Heilpraktiker Robert B. Tisserand verfaßte 1977 ein umfangreiches Werk über die Wirkungsweise ätherischer

Öle und ihre Anwendungsmöglichkeit im Alltag, das zu den wichtigen Grundlagenwerken der Aromatherapie gerechnet werden kann.

Teebaumöl in der Aromatherapie

Der Duft des Teebaumöls ist eher ein wenig stechend als bestechend. Zumindest ist er gewöhnungsbedürftig, doch wegen seiner wunderbaren Wirkungen nimmt man ihn in Kauf. Man kann das Öl aber auch mit anderen Aromaölen mischen, die eine starke und angenehme Duftnote besitzen. Gut eignen sich hierzu Lavendel- und Rosenöl.

Teebaumöl besitzt eine hohe keimtötende Potenz gegen Bakterien, Viren und Pilze und wird daher gerne bei Infektionskrankheiten aller Art eingesetzt. Es wirkt antientzündlich, schleimlösend, schmerzstillend, entkrampfend und hautpflegend. Es stärkt das Immunsystem.

Teebaumöl wirkt auch auf die Psyche. Es soll die Konzentrationsfähigkeit, das logische Denken und zielgerichtetes Handeln fördern. Sitzt man beispielsweise wie ich beim Verfassen dieses Buches stundenlang am Schreibtisch und vor dem Computer und hat zwischendurch mit Müdigkeit zu kämpfen, können ein paar Tropfen, in die Duftlampe gegeben, tatsächlich einen regelrechten Energieschub verschaffen. Das Öl wird auch eingesetzt gegen Depressionen, Entscheidungsunfähigkeit und Antriebslosigkeit, bei Verwirrtheits- und Erregungszuständen, bei ständiger Müdigkeit, aber auch bei anhaltender Schlaflosigkeit.

Verwendung von Teebaumöl in der Aromatherapie

Wenige Tropfen in den Luftbefeuchter der Heizung, eine Aromalampe oder eine Schale mit heißem Wasser geben.	Dient der geistigen Frische und Stimmungsaufhellung, der Linderung von Erkältungskrankheiten, aber auch der Desinfektion von Räumen und zur Vertreibung schlechter Gerüche.
Fünf Tropfen Teebaumöl in eine Schüssel mit dampfend heißem Wasser geben. Ein Handtuch über den Kopf ziehen und die Dämpfe tief inhalieren.	Bei Erkältungen und Infektionen.
Wenige Tropfen Teebaumöl in ein Taschentuch geben und immer wieder vor die Nase halten.	Bei Erkältungen und Infektionen.
Zehn Tropfen Teebaumöl in ein Schälchen warme Milch geben und ins Badewasser schütten.	Wirkt auch über die Nase bei Erkältungen, Infektionen, zur Entspannung. Zur Hautpflege.

Teebaumöl in der Kosmetik

Teebaumöl zur Pflege und Verschönerung der Haut

Das Wort Kosmetik stammt aus dem Griechischen. Weit entfernt von nur oberflächlicher Hautpflege gehörte sie im Altertum zu einer Lebensführung in erstrebter Harmonie mit Natur und Kosmos. Ein mehr ganzheitliches Menschenbild und die Rückbesinnung auf natürliche Heilweisen lassen dieses ursprüngliche Verständnis von Kosmetik wieder aufleben. Teebaumöl als eine Substanz, die das Ganze dieses uralten, bislang kaum kultivierten Baumes mit ihren über 100 Inhaltsstoffen repräsentiert, kommt dem Wunsch, sich mit den Kräften von Natur und Kosmos zu verbinden, nahe.

Die Haut ist unser größtes Organ. Bei einem Erwachsenen beträgt die Hautoberfläche eineinhalb bis zwei Quadratmeter. Die Unterseite der Oberhaut mißt ein Vielfaches davon, da sie in Zapfen in die nächst tiefergelegene Hautschicht, die sogenannte Lederhaut, hinunterreicht. Die Haut begrenzt unseren Körper und ist gleichzeitig wichtiges Verbindungsorgan zur Außenwelt. Sie ist dem UV-Licht und allen Witterungseinflüssen ausgesetzt; das gilt insbesondere für die Haut im Gesicht, am Hals und an den Händen. Gleichzeitig drückt sie auch unsere innere Verfassung nach außen hin sichtbar aus, etwa wenn wir rot werden vor Scham oder bleich vor Schrecken.

In der Medizin wird die Haut auch als *Integumentum* bezeichnet, worin noch das hippokratische Verständnis nachschwingt, daß ein integeres Inneres sich in einem intakten Äußeren ausdrückt.

Auf die Pflege der Haut wurde daher in allen Zeiten viel Sorgfalt gelegt und Geld verwandt. Das ist auch heute nicht anders, im Gegenteil. Die Kosmetikindustrie gehört zu den florierendsten Industriezweigen, zumindest in Europa und den USA.

Haut bedarf des Schutzes – von innen und von außen. Wenn sie nicht genügend Nährstoffe über die Nahrung und den Stoffwechsel sowie auch über das Gesamtbefinden des Menschen erhält, nützt alle Pflege von außen wenig. Aber gerade heute gilt auch das Umgekehrte. Unsere Haut ist vielfältigen Belastungen ausgesetzt, angefangen von aggressiver werdender Sonneneinstrahlung über Schmutz und chemische Reize durch Auto- und Industrieabgase bis hin zu Innenräumen mit schlechter Belüftung und voller Zigarettenrauch. Daher ist auch der äußere Schutz der Haut wichtiger denn je.

Im übrigen: Wenn Sie Ihren Körper einölen oder Ihr Gesicht eincremen, wenn Sie Ihre Kopfhaut massieren oder die Jin-Shin-Jyutsu-Punkte an Ihren Füßen drücken (siehe Seite 22): Üben Sie sich dabei in Körperbewußtheit. Das heißt, seien Sie völlig aufmerksam bei dem, was Sie tun, atmen Sie tief und regelmäßig (viele Menschen halten unwillkürlich den Atem an, wenn sie sich auf etwas konzentrieren) und seien Sie dabei voller freundlicher Zuneigung zu Ihrem Körper. Er ist das Wertvollste und Kostbarste, was Sie haben.

Genausowenig wie es viel nützt, Gymnastik mechanisch zu machen und mit den Gedanken ganz woanders zu sein, bringt das etwas in der Körperpflege. Die aufmerksame und liebevolle Berührung Ihrer Haut mit Ihren Händen trägt entscheidend zum Erfolg Ihrer kosmetischen Bemühungen bei, wie man heute zunehmend erkennt.

Teebaumöl pflegt und schützt die Haut optimal

Teebaumöl ist aufgrund seiner ganzheitlichen harmonisierenden Wirkung für jeden Hauttyp geeignet. Gleich, ob die Haut eher trocken oder fettig ist, die Pflege mit Teebaumöl oder Teebaumölprodukten wirkt

Allgemeine Wirkung von Teebaumöl auf die Haut

- *Teebaumöl ist geeignet für alle Hauttypen, da es den Hautzustand normalisiert.*
- *Teebaumöl dringt in tiefere Hautschichten ein und regeneriert die Hautzellen.*
- *Teebaumöl reichert die Hautzellen mit Sauerstoff an, regt die Durchblutung an und fördert den Abtransport toten Gewebes.*
- *Teebaumöl ist sehr gut verträglich und reizt die Haut nicht (Ausnahme: Augen).*
- *Teebaumöl reinigt die Haut porentief.*
- *Teebaumöl gibt der Haut ihre Feuchtigkeit zurück.*
- *Teebaumöl normalisiert die Überproduktion der Talg- und Fettdrüsen der Haut.*
- *Teebaumöl greift den Säureschutzmantel der Haut nicht an.*
- *Teebaumöl hat eine starke Wirkung gegen krankmachende Mikroorganismen und wirkt heilend bei Hauterkrankungen, die durch Bakterien oder Pilze verursacht sind. Gleichzeitig greift es die natürliche Bakterienflora der Haut nicht an.*
- *Teebaumöl wirkt gegen alle Entzündungen der Haut, sei es Sonnenbrand oder bei Hauterkrankungen.*

ausgleichend und stellt den optimalen Hautzustand wieder her. Dies gilt natürlich nur, wenn dem Hautzustand keine inneren Erkrankungen zugrundeliegen, die ärztlicher Versorgung bedürfen.

Reinigung der Haut

Durch Umwelteinflüsse werden heutzutage auf der Haut soviel Schmutz und chemische Abfallprodukte abgelagert, daß der Selbstreinigungsprozeß, zu dem die Haut durchaus imstande ist, nicht mehr ausreicht. Verstopfte Poren verhindern, daß die Haut genügend atmen und die Schmutzpartikel und abgestorbenen Hautteile selbst abstoßen kann. Die Haut reagiert mit Störungen und kann auch die beste Pflege nicht ausreichend aufnehmen.

Reinigung am Morgen

Wenn Sie die Haut am Vorabend gründlich gereinigt haben, genügt es am Morgen, die Haut mit warmem Wasser abzuspülen und sie anschließend mit einem Wattebausch, auf dem ein gutes Gesichtswasser aufgetragen ist, sanft mit kreisenden Bewegungen zu reinigen. Empfehlenswert für jede Haut und zudem preiswert ist Rosenwasser. Sie können es für wenig Geld in der Apotheke kaufen. Auch in das Rosenwasser können Sie ein paar Tropfen Teebaumöl geben. Anschließend das Gesicht mit einem sauberen Handtuch trockentupfen.

Reinigung am Abend

Zuerst die Haut mit einer Reinigungsmilch oder milden Seife reinigen. Sie können in die Milch auch einige Tropfen Teebaumöl geben. Sie können ferner eine Teebaumöl-Seife oder -Lotion benutzen. Danach gut mit klarem Wasser abspülen und die Haut trockentupfen. Sie können danach auch noch etwas Gesichtswasser auftragen.

Duschen und Baden

Im Handel gibt es inzwischen Duschgels und Badeessenzen, die mit Teebaumöl angereichert sind. Sie können aber auch in Ihr übliches Duschgel einige Tropfen Teebaumöl geben. Wenn Sie Teebaumöl Ihrem Badewasser zusetzen möchten, bedenken Sie, daß das Öl sich nicht einfach in Wasser auflöst, sondern auf der Oberfläche bleibt. Sie können Milch, Sahne oder etwas Honig nehmen, das Öl hineingeben und diese Mischung ins Badewasser schütten.

Beruhigungsbad
8 Tropfen Lavendelöl
5 Tropfen Kamilleöl
3 Tropfen Teebaumöl

Erfrischungsbad
8 Tropfen Lemongrasöl
3 Tropfen Grapefruitöl
5 Tropfen Rosmarinöl
3 Tropfen Teebaumöl

Wohlfühl-Bad

1 Tropfen Vanilleöl
2 Tropfen Geranium- oder Rosenöl
1 Tropfen Zimtrindenöl
2 Tropfen Teebaumöl

Bad bei nervöser Erschöpfung

5 Tropfen Teebaumöl
2 Tropfen Basilikumöl
4 Tropfen Geraniumöl

Bad bei Erkältungen

6 Tropfen Salbeiöl
2 Tropfen Angelikaöl
5 Tropfen Teebaumöl

Bad bei trockener und empfindlicher Haut

5 Tropfen Calendulaöl
3 Tropfen Lavendelöl
4 Tropfen Sandelholzöl
4 Tropfen Teebaumöl

Bad bei fettiger, »unreiner« Haut

5 Tropfen Kamilleöl
3 Tropfen Thymian- oder Rosmarinöl
7 Tropfen Teebaumöl

Das Eincremen

Vermischen Sie entweder Ihre normale Creme mit etwas reinem Teebaumöl. Die empfohlene Mischung ist: Drei Tropfen Öl auf einen Teelöffel Creme. Sie können aber auch eine im Handel befindliche Teebaumöl-Creme nehmen.

Reinigungs- und Pflegemasken

Reinigende Pflegepackungen sind wahre Wohltaten für die Haut. Sie entfernen Hautschuppen und abgestorbenes Gewebe, machen die Poren frei und fördern die Durchblutung. Sie sind für alle Hauttypen geeignet. Am besten ist es, die Packung während eines Vollbades wirken zu lassen, da die Haut dann durch die Wärme- und Dampfentwicklung die Nährstoffe der Packung besonders gut aufnimmt.

1 Eßlöffel Luvos-Heilerde · 2 Eßlöffel Wasser · 1 Teelöffel flüssiger Honig · 2 Tropfen Lavendelöl · 2 Tropfen Geraniumöl · 2 Tropfen Teebaumöl

HEISSER TIP!

Zur Gesundheit und Schönheit aus eigener Kraft und mit Hilfe der Natur gehört inzwischen auch immer öfter der Hinweis, auf den Mondkalender zu achten. Sie können ihn in jeder größeren Buchhandlung kaufen oder bestellen.
Hauttiefenreinigungen, besonders wenn dabei auch kleinere Hautunreinheiten wie Pickel oder Mitesser entfernt werden sollen, erfolgen am besten bei abnehmendem Mond, da in dieser Zeit so gut wie nie Narben entstehen sollen. Offenbar ist die Haut zu dieser Zeit besonders gut regenerationsfähig.
Für pflegende Packungen und Bäder sollte man zusätzlich auf die Tage achten, an denen der Mond im Steinbock steht, da sie dann besonders gut wirken sollen.

Das Öl mit dem Honig anrühren. Alles mischen. Die Maske auf Gesicht und Hals auftragen, Augenpartie aussparen. Bei trockener Haut etwa 30 Minuten wirken lassen, bei fettiger Haut eher 20 Minuten. Danach mit lauwarmem Wasser vorsichtig abspülen, die Haut trockentupfen und eincremen oder einölen.

1 Teelöffel Mandel- oder Jojobaöl ·
3 Tropfen Teebaumöl

Mit etwas Quark oder zerdrückter Banane mischen, auf das gereinigte Gesicht auftragen und 15–20 Minuten wirken lassen.

Die Pflege des Haares mit Teebaumöl

Frauen wie Männer legen auf schönes, gepflegtes Haar besonderen Wert, weil sie wissen, daß es einen großen Teil ihrer Attraktivität ausmacht. Natürlich können auch Männer mit Glatze attraktiv sein! Leider sind aber viele kurzfristige Maßnahmen der Verschönerung langfristig eher Gift für das Haar. Das gilt für Dauerwellen, Lockenwickler, Färben mit aggressiven Substanzen ebenso wie tägliches Fönen oder sogenannte Pflegeprodukte, die die Haarzellen und Zellen der Kopfhaut eher verstopfen als pflegen.

Haarpflege mit Teebaumöl

- *Teebaumöl kräftigt Haare und Kopfhaut.*
- *Teebaumöl ist ebenso für trockenes wie fettiges Haar geeignet, da es den Fettgehalt der Haare normalisiert.*
- *Teebaumöl hilft gegen Schuppenbildung und fördert die Abstoßung toter Hautzellen.*
- *Teebaumöl stellt die natürliche Feuchtigkeit der Kopfhaut wieder her.*
- *Teebaumöl bekämpft Infektionen der Kopfhaut durch Bakterien und Pilze.*
- *Teebaumöl beseitigt Jucken und Brennen der Kopfhaut.*

Haarwäsche
Sie können ein im Handel befindliches Teebaumöl-Shampoo kaufen. Der Anteil des Öls sollte mindestens zwei Prozent betragen, um wirksam zu sein.

Sie können einem milden, pH-neutralen Shampoo jedoch auch Teebaumöl zusetzen.
100 Milliliter Shampoo
30 bis 40 Tropfen Teebaumöl

Auf eine Portion Shampoo geben Sie drei Tropfen. Bei Schuppenbildung können Sie auch fünf bis sechs Tropfen nehmen. Man kann noch zusätzlich zur Pflege und des Duftes wegen 2 Tropfen Zitronenöl, Kamillenöl oder Lavendelöl für Problemhaare beimischen.

In die letzte Spülung geben Sie zwei Eßlöffel Obstessig und fünf Tropfen Teebaumöl. Etwaige Seifenreste und Kalkrückstände von sehr kalkhaltigem Wasser werden dadurch beseitigt. Das Haar wird gekräftigt, bekommt einen schönen Glanz und läßt sich leichter frisieren.

Haarpackungen

<u>Für geschädigtes, strapaziertes Haar</u>
1–2 Eßlöffel Olivenöl
5 Tropfen Geraniumöl
10 Tropfen Teebaumöl

<u>Bei Schuppen</u>
1–2 Tropfen Olivenöl
10 Tropfen Rosmarinöl
10 Tropfen Teebaumöl

Die Portionen müssen bei längerem Haar vergrößert werden. Wärmen Sie das Öl leicht an. Massieren Sie die Mischung in Ihr Haar und ziehen Sie eine Duschhaube darüber. Umwickeln Sie den Kopf zusätzlich mit einem angewärmten Handtuch, damit das Öl besser einzieht. Lassen Sie die Packung mindestens eine halbe Stunde, besser eine Stunde einwirken.
Anschließend gründlich waschen und ausspülen.

Massage der Kopfhaut

Zur Befreiung der Kopfhaut von Schuppen und Talgresten, zur Pflege und Feuchtigkeitsversorgung der Kopfhaut und damit zur Förderung eines gesunden Haarwuchses sollten Sie regelmäßig, das heißt mindestens einmal pro Monat, Ihre Kopfhaut gründlich massieren. Ideal dafür geeignet ist Teebaumöl. Sie können es auch noch zusätzlich mit Klettenwurzelöl mischen, das wirksam für guten Haarwuchs ist. Tragen Sie einige Tropfen auf Ihre Fingerspitzen auf und massieren Sie langsam und kreisförmig Ihre Kopfhaut durch.

HEISSER TIP!

Auch in der Haarpflege ist der Geheimtip, dabei auf den Mondkalender zu achten. Gehen Sie mehrere Male nur an Tagen, an denen der Mond im Löwen oder in der Jungfrau steht, zum Frisör und schauen Sie, was passiert. Schnitt und Frisur sollen deutlich länger halten. Und beobachten Sie, wenn Ihre Haare mal wieder überhaupt nicht sitzen oder halten wollen, ob Sie sie vielleicht an einem Fische- oder Krebstag gewaschen haben.

Teebaumöl für Hand und Fuß

Gepflegte Hände und Fingernägel müssen nicht das Privileg derer sein, die bei der Arbeit nicht »Hand anlegen« müssen. Aber oft macht der Umgang mit scharfen Reinigungsmitteln und sonstigen Chemikalien oder auch die ständige Aussetzung der Hände in so gegensätzlichen Medien wie trockener Luft oder Wasser die Haut spröde und rissig und die Nägel brüchig. Auch Nagellack greift auf die Dauer die Nägel eher an. Sie trocknen aus oder verfärben sich gar. Auf vorgeschädigter Haut setzen sich dann gerne Bakterien oder Pilze fest, und es kommt zu Nagelbettentzündungen und -vereiterungen.

Hand- und Nagelpflege-Bäder
Eine Schale mit ewas angewärmtem Oliven-, Mandel- oder Jojobaöl füllen. Einige Tropfen Teebaumöl zufügen. Die Hände darin 10 Minuten baden.

Allgemeine Pflege der Hände
Kaufen Sie ein Teebaumöl-Balsam. Oder geben Sie Ihrer Handcreme einige Tropfen Teebaumöl bei und tragen Sie sie für eine Weile nach jedem Waschen auf. Die Haut wird spürbar weicher, und kleine Verletzungen heilen schneller ab.

Nagelpflege
Einmal pro Woche etwas Olivenöl mit zwei Tropfen Teebaumöl vermischen, auf die Nägel geben und einmassieren. Die Nägel werden glänzender und fester.

Teebaumöl bei Nagelbettentzündungen und Pilzinfektioner
Täglich zwei-bis dreimal einige Tropfen Teebaumöl direkt ins Nagelbett sanft einmassieren. So lange wiederholen, bis die Infektion abgeklungen ist.

Tun Sie Ihren Füßen etwas Gutes!

Ihre Füße tragen Sie durchs Leben. Oft sind sie jedoch die reinsten Stiefkinder des Körpers. In zu enge oder luftdichte Schuhe gezwängt, wodurch sie zuwenig Bewegungsfreiheit haben und nicht richtig atmen können, fristen sie häufig ein trauriges Dasein. Einmal pro Woche sollten Sie Ihren Füßen daher etwas Gutes tun. Dazu gehört unter anderem, daß Sie barfuß umherlaufen, und wenn es nur in der Wohnung ist.

Fußbad und Fußmassage
Geben Sie acht bis zehn Tropfen Teebaumöl in ein kleines Glas Milch oder Sahne und gießen Sie diese Mischung in eine Schüssel mit warmem Wasser. Lassen Sie Ihre Füße zehn Minuten diese Wohltat genießen. Anschließend trocknen Sie die Füße gut ab. Dann massieren Sie sie mindestens fünf

Minuten lang mit einem speziellen Öl, das Sie wie folgt herstellen:

100 ml Oliven-, Mandel- oder Jojobaöl
40 Tropfen Teebaumöl

Füllen Sie das Ganze in eine dunkle Flasche ab. Vor Gebrauch immer gut schütteln. Massieren Sie Ihre Füße nach jedem Fußbad und immer, wenn sie strapaziert und müde sind, mit diesem Öl. Es wirkt nicht nur belebend und pflegend auf Ihre Füße. Gleichzeitig tun Sie damit etwas zur Vorbeugung gegen Fußpilz und Schweißfüße - oder auch zur Behandlung, falls dies akute Probleme sind.

HEISSER TIP!

Jedes Mal, wenn Sie Ihre Füße massieren, können Sie einen der Jin-Shin-Jyutsu-Fußpunkte drücken. Es gibt insgesamt 26 davon. Es handelt sich dabei um kleine Energie-Reflexpunkte, die auf den Energiemeridianen des Körpers liegen. Zwei Minuten drücken genügt.

ZUM BEISPIEL:
Punkt 16, der Ruhepunkt.

Er gleicht Streß und Spannung aus, sorgt für ruhigen Schlaf und wird bei Bluthochdruck, Kopfschmerzen und nervlichen Krisen empfohlen. Er liegt etwas unterhalb des Fersenknöchels an der Fußinnenseite in Richtung Ferse. Sie finden ihn leicht, denn er schmerzt garantiert bei leichtem Druck. Bleiben Sie mit Ihrer Aufmerksamkeit zwei Minuten auf diesem Punkt und lenken Sie bewußt Ihren Atem dorthin. Der Schmerz wird nachlassen, vielleicht noch nicht beim ersten Mal, aber nach einigen Versuchen auf jeden Fall. Drücken Sie trotzdem nicht länger als zwei Minuten. Mit der Zeit werden Sie spüren, wie Sie diese kleine Übung merklich entspannt.

Teebaumöl
in der Zahnheilkunde

Ein Besuch beim Zahnarzt ist für viele Menschen die Schreckensvorstellung schlechthin. Und in der Tat grassieren genug Horrorgeschichten über langwierige, leidvolle und teure Zahnbehandlungen. Allein regelmäßige Untersuchungen, die Entfernung von Zahnstein oder die Überprüfung der Zähne bei Schmerzen empfinden viele Menschen als derart unangenehm, daß sie lieber jede Menge Tabletten schlucken oder mit gelblich verfärbten Zähnen herumlaufen, als zum Zahnarzt zu gehen.

Mit regelmäßiger gründlicher Zahnpflege kann man sich hier oft viel Leid und Geld ersparen. Teebaumöl ist eine wertvolle Hilfe, sowohl bei der vorbeugenden Zahnpflege als auch zur Unterstützung des Heilprozesses, wenn Schmerzen und Erkrankungen der Zähne und des Zahnfleischs plagen.

Nebenbei: In den Zahnarztpraxen Australiens wird Teebaumöl bereits häufig eingesetzt – vor allem zur Desinfektion und zur Wundheilung.

Pflege der Zähne und der Mundhöhle

Zähneputzen

Sehr empfehlenswert ist eine Zahnpasta, die mindestens zwei Prozent Teebaumöl enthält. Soviel ist nötig, damit das ätherische Öl seine bakterientötende Wirkung entfalten kann. Möglich ist auch, auf jede Portion Zahnpasta einen Tropfen Teebaumöl zu geben.

Teebaumöl gegen Mundgeruch

Mindestens einmal pro Tag sollten Sie eine Mundspülung vornehmen. Dafür geben Sie in ein Glas warmes Wasser fünf Tropfen Teebaumöl und verrühren die Mischung gut. Spülen Sie den Mund damit gründlich aus, ziehen Sie das Wasser durch die Zähne und gurgeln Sie kräftig.

Teebaumöl bei Zahnschmerzen

Wenn Sie Zahnschmerzen plagen, tupfen Sie ein paar Tropfen Teebaumöl direkt mit der Fingerspitze auf den schmerzenden Zahn und seine Umgebung. Sie können auch einen Wattestab benutzen. Nach einer Weile den Mund ausspülen. Auch von außen können Sie direkt auf die dicke und schmerzende Backe Teebaumöl auftragen.

Wegen seiner Tiefenwirkung unterstützt das Öl auch auf diese Weise die Linderung der Schmerzen und das Abklingen der Entzündung.

Teebaumöl bei Zahnbelag, Entzündungen und Zahnfleischschwund

Zur Vorbeugung, aber auch zur akuten Behandlung von Karies und Zahnfleischentzündungen eignet sich Teebaumöl hervorragend.

Reichern Sie jede Portion Zahnpasta mit einem Tropfen Teebaumöl an. Tragen Sie unverdünntes Teebaumöl mit einem Wattestab direkt auf die entzündete Stelle auf und massieren Sie es leicht ein.

HEISSER TIP!

Geht es Ihnen auch wie mir, daß Sie gefangen sind zwischen zwei Ansichten? Der der Zahnärzte, daß man alle drei Monate die Zahnbürste wechseln sollte wegen der immensen Bakterienbesiedlung. Und der eigenen Ansicht, daß es eine Idiotie ist, eine relativ neue Zahnbürste wegzuwerfen.

Hier ist die Lösung:

Jeden Monat einmal über Nacht die Zahnbürste in ein Zahnputzglas mit Wasser und 15 Tropfen Teebaumöl stellen. Das desinfiziert ausreichend.

Teebaumöl –
sanft und heilsam für Babys

In der Säuglingspflege erweist sich Teebaumöl als wahrer Schatz. Denn die Haut der kleinen Erdenbürger ist noch sehr empfindlich, andererseits haben sie jedoch oft schon unter allerhand Problemen mit ihr zu leiden. Auch Erkältungen, Husten, Halsschmerzen, Zahnweh – dies sind alles Plagen, die zudem die Eltern fürchten. Natürlich mag man den Kleinen keine Medikamente geben müssen, andererseits will man ihnen aber unnötiges Leiden ersparen und ihre Gesundheit nicht aufs Spiel setzen.

Mit Teebaumöl kann man hier in der Prophylaxe schon viel erreichen. Durch seine außerordentlich hohe Heilkraft gegen Bakterien, Viren und Pilze kann es viele Krankheiten bereits im Keim ersticken. Drei Maßnahmen sind hier vor allem hilfreich:

1. Öfter, vor allem, wenn jemand in der Familie bereits erkältet ist, eine Duftlampe ins Zimmer stellen. Geben Sie in das Wasser
5 Tropfen Teebaumöl
4 Tropfen Zitronenöl
3 Tropfen Lavendelöl

2. In das Babyöl oder die Babycreme, die Sie sowieso verwenden, wenige Tropfen

Teebaumöl mischen. Das Mischungsverhältnis lautet:
100 ml Creme oder Öl
5 Tropfen Teebaumöl
3 Tropfen Kamilleöl

Insbesondere im Windelbereich sollten Sie Ihr Baby damit regelmäßig eincremen. So können Sie verhindern, daß Windelekzeme überhaupt erst auftreten.

3. Öfter mal ins Badewasser der Kleinen Teebaumöl geben:
1 Glas warme Milch,
Sahne oder 1 Eßlöffel Honig
da hinein
2 Tropfen Teebaumöl
2 Tropfen Kamilleöl
1 Tropfen Lavendelöl

Teebaumöl für stillende Mütter

Wenn Sie als stillende Mutter schmerzende, trockene und rissige Brüste haben, können Sie sie gut mit Teebaumöl, zum Beispiel unter Mandelöl gemischt, pflegen. Aber bitte nie direkt vor dem Stillen einreiben, sondern immer danach, damit das Öl bis zum nächsten Stillen ganz eingezogen ist.

ZU BEACHTEN

- *Bei Babys und Kleinkindern sollten Sie Teebaumöl nicht unverdünnt auf der Haut anwenden. Mischen Sie es immer in ein Basisöl: Jojobaöl oder Mandelöl zum Beispiel. Insbesondere bei offenen Wunden oder wunder Haut im Windelbereich nicht unverdünnt auftragen. Seien Sie unbesorgt: Teebaumöl entfaltet bereits in kleinen Dosen seine große Wirkung. Hier gilt nicht: Je mehr, desto besser!*

- *Auch bei Babys darauf achten, daß Teebaumöl nicht in die Augen kommt. Wenn Sie beispielsweise die Kopfhaut mit Teebaumöl massieren, nicht zuviel Öl nehmen und aufpassen, daß das Öl nicht in die Hände des Säuglings gerät, mit denen er sich vielleicht anschließend die Augen reibt.*

- *Wenn keine besonderen Dosierungsanleitungen für die Kleinen vorliegen, immer nur ungefähr die Hälfte der Dosis für Erwachsene nehmen.*

- *Darauf achten, daß die Flasche für Kinder nicht erreichbar ist. Teebaumöl sollte nur bei bestimmter Indikation innerlich genommen werden, und dann auch nicht unverdünnt.*

Hilfe bei Milchschorf

Hier können Sie bedenkenlos Teebaumöl anwenden. Wenn sich allerdings keine Besserung einstellen sollte oder zusätzlich Entzündungen im Kopfbereich auftreten, vom Arzt oder Heilpraktiker abklären lassen.

Einmassieren
1 Teelöffel Mandelöl
4 Tropfen Teebaumöl
Mischen und sanft in die Kopfhaut des Babys einmassieren. Etwa 10 Minuten einwirken lassen. Danach mit einem Babyshampoo auswaschen. Täglich anwenden, bis sich eine Besserung zeigt, dann wöchentlich bis zur völligen Ausheilung.

Shampoo
1 Portion Shampoo
2 Tropfen Teebaumöl
1 Tropfen Kamilleöl

Windelekzem

Viele Babys leiden unter Ausschlag im Windelbereich. Die im Urin enthaltene Säure irritiert die Haut und kann sie wund machen. Wenn nasse Windeln dann noch ständig an diesen Stellen scheuern, sind Ekzeme die Folge. In diese vorgeschädigte Haut dringen auch leichter Bakterien oder Pilze ein.
Teebaumöl ist hier eine wichtige Hilfe.

Tebaumöl – sanft und heilsam für Babys

Eincremen
1 Teelöffel Babycreme oder Babyöl
2 Tropfen Teebaumöl
1 Tropfen Kamilleöl

Bäder
1 Glas Milch, Sahne oder 1 Eßlöffel Honig
2 Tropfen Teebaumöl
1 Tropfen Kamilleöl

Erkältungen, Husten und Halsschmerzen

Raumdesinfektion
In eine Aromalampe oder eine Schale mit heißem Wasser:
2 Tropfen Teebaumöl
2 Tropfen Pfefferminzöl
1 Tropfen Lavendelöl

In der Nacht:
Ein mit Teebaumöl beträufeltes Taschentuch unters Kopfkissen der Kleinen legen oder direkt auf das Kopfkissen geben. Lassen Sie das Öl zunächst in das Tuch einziehen, bevor Sie es auf das Kopfkissen legen.

Einreiben
1 Teelöffel Mandelöl
2 Tropfen Teebaumöl
1 Tropfen Thymianöl
Damit sanft mehrmals am Tage den Hals- und Brustbereich des Babys einreiben.

Teebaumöl für Tiere, Haushalt und Pflanzen

Teebaumöl für Ihre Haustiere

In vielen Tierarztpraxen Australiens und Amerikas wird Teebaumöl schon regulär zur Pflege und Behandlung von Tieren benutzt, um sie vor Ungeziefer zu schützen, Wunden zu verarzten und um ihr Fell zu pflegen.

Allgemeine Maßnahmen zur Pflege der Tiere

Reinigung
Manche Tiere müssen regelmäßig gereinigt werden. Hier empfiehlt sich, Teebaumöl einzubeziehen, um von vornherein gegen Floh- und Läuseplagen vorzubeugen.
1 Teelöffel Tiershampoo
2 Tropfen Teebaumöl
Immer ein paar Minuten einwirken lassen, dann wie gewohnt ausspülen.

Abreibung
Sie können Teebaumöl auch bei der regelmäßigen Fellpflege verwenden. Dazu gibt es zwei Möglichkeiten:

Mit einem Schwamm
Je nach Größe des Tieres fünf bis fünfzehn Tropfen Teebaumöl auf einen Schwamm träufeln und das Fell damit gründlich, aber sanft abreiben. Danach das Fell gründlich bürsten.

Mit der Bürste
Fünf bis fünfzehn Tropfen, wieder je nach Größe des Tieres, direkt auf das Fell auftragen und verteilen. Danach das Fell gründlich bürsten.

Teebaumöl gegen Läuse und Flöhe

Hier können Sie Ihre Tiere täglich abreiben wie oben beschrieben und Teebaumöl in die Reinigung einbeziehen. Diese Maßnahmen so oft wiederholen, bis die Plage vorbei ist. Bei einer Behandlung gegen Flöhe empfiehlt sich, die Tiere außerhalb des Hauses zu verarzten, damit die Flöhe nicht in der Wohnung einfach abspringen und auf die nächste Gelegenheit warten, sich wieder festzusetzen.

Zecken

Zwei bis drei Tropfen Teebaumöl direkt auf die Zecke geben. Einige Minuten einwirken lassen. Dann die Zecke vorsichtig mit einer Pinzette herausdrehen. Anschließend wieder zwei bis drei Tropfen auf die betroffene Stelle aufträufeln, damit sich keine Infektionen entwickeln.

Ohrmilben

Auf ein Wattestäbchen zwei Tropfen Teebaumöl auftragen und damit vorsichtig das Innere des Ohres ausstreichen. Der quälende Juckreiz wird meist unmittelbar gestillt. Die Behandlung solange fortsetzen, bis die Plage vorbei ist.

Mücken und Bremsen

Auf einen Wattebausch oder Lappen je nach Größe des Tieres fünf bis fünfzehn Tropfen Teebaumöl aufträufeln. Die Augenpartien der Tiere (Achtung, nicht in die Augen damit kommen!), den Kopf und den Körper damit vorsichtig abreiben. Öfter wiederholen, wenn nötig.

Juckende Ekzeme

Hunde und Katzen leiden oft an juckenden Ekzemen. Einreibungen mit Teebaumöl helfen hier oft und schnell.
50 ml Basisöl
3 Tropfen Teebaumöl
2 Tropfen Lavendelöl
Man kann auch unverdünntes Öl direkt auf die Ekzeme geben. Bei kleineren Tieren ist es jedoch besser, eine milde Mischung aufzutragen.

Wunden und Entzündungen

Bei großen Tieren einige Tropfen Teebaumöl direkt auf die Wunde auftragen. Bei kleineren mit etwas Basisöl mischen und auftragen, bis die Entzündung weg ist.

Teebaumöl als Hilfe im Haushalt

Putzen, Waschen und ab und zu auch Desinfektionen müssen sein. Trotzdem sind immer weniger Menschen bereit, dafür aggressive chemische Substanzen einzusetzen. Sie suchen nach Alternativen. Eine hervorragende Alternative ist Teebaumöl. Es vernichtet einerseits sehr effektiv Bakterien, Viren, krankmachende Pilze etc. Zum anderen ist es mild, umweltfreundlich, hautpflegend und gut für die Atemwege.

Teebaumöl für Tiere, Haushalt und Pflanzen

Teebaumöl vertreibt auch Ameisen

Ameisen scheinen Teebaumöl nicht zu mögen. Wenn Sie die lieben Mitbewohner also schon in der Wohnung haben, aber gerne kündigen würden und sich scheuen, diese fleißigen Tierchen umzubringen – hier ist die Lösung! Sie träufeln auf die Ameisenstraße großzügig Teebaumöl oder Sie geben in eine Sprüh-flasche 20 Tropfen Teebaumöl und versprühen sie auf den betroffenen Stellen auf dem Boden – Sie werden Ihre ungebetenen Gäste nicht wiedersehen!

Teebaumöl bei der Reinigung

20 Tropfen Teebaumöl
10 Tropfen Zitronenöl
10 Tropfen Lavendelöl
In einen Eimer warmes Wasser geben, etwas Neutralseife zusetzen und mischen. Das desinfiziert nicht nur, sondern verbreitet auch einen angenehmen Frischegeruch, der nicht künstlich ist und dadurch auch noch aromatherapeutisch wirkt.

Luftreinigung durch Teebaumöl

5 Tropfen Teebaumöl
5 Tropfen Zitronenöl
5 Tropfen Lavendelöl
In eine Aromalampe, den Luftbefeuchter an der Heizung oder eine Schale mit heißem Wasser geben.

Waschen mit Teebaumöl

20 Tropfen Teebaumöl
10 Tropfen Lavendelöl
10 Tropfen Zitronenöl
In das Waschmittel mischen und wie gewohnt waschen. Ihre Wäsche wird nicht nur desinfiziert, sondern duftet auch angenehm.

Teebaumöl zur Desinfektion von Toilette und Sanitärbereich

10 Tropfen Teebaumöl
10 Tropfen Lavendelöl
In den Spülkasten der Toilette oder direkt ins Toilettenbecken geben. Desinfiziert und verbreitet einen angenehmen Geruch.

Desinfektion des Kühlschranks

1 Liter warmes Wasser
20 Tropfen Teebaumöl
Gut mischen. Mit dieser Lösung den abgetauten Kühlschrank auswischen.

Desinfektion der Teppiche

In das Wasser einer Sprühflasche zehn Tropfen Teebaumöl geben und die Teppiche damit besprühen. Wirkt gegen Flöhe und Hausstaubmilben.

Teebaumöl gegen Stechmückenplage
Duftlampen mit Teebaumöl aufstellen. Tür-
und Fensterrahmen mit unverdünntem
Teebaumöl einreiben.

Teebaumöl gegen Kleidermotten
5 Tropfen Teebaumöl
5 Tropfen Zedernholzöl
5 Tropfen Lavendelöl
In ein Stoffsäckchen geben und aufhängen
oder mit einem Taschentuch umwickeln
und zwischen die Wäsche legen.

Teebaumöl für Pflanzen in der Wohnung und im Garten

Allgemein gegen Ungezieferbefall

1/2 Liter lauwarmes Wasser
20 Tropfen Teebaumöl
10 Tropfen Thymianöl
Mischen , in eine Sprühflasche geben und
die Pflanzen regelmäßig damit besprühen.

HEISSER TIP!

Teebaumöl gegen Schnecken

*Jeder Gartenbesitzer weiß um diese, jedes Jahr
neu auftretende Plage. Einen Versuch ist folgendes allemal wert:*
*Legen Sie um Ihr Gemüse- oder Blumenbeet
einen Wall aus Erde, Laub oder Katzenstreu.
Beträufeln Sie ihn kräftig mit Teebaumöl.
Schnecken scheinen das Öl nicht ausstehen
zu können. Sie werden abgehalten, aber nicht
umgebracht. Das Teebaumöl müssen Sie alle
paar Tage erneuern, bis Sie Ihr Gemüse selbst
gegessen haben oder die Blumen verblüht sind.*

Vorbeugen, lindern und heilen mit Teebaumöl

Mit Teebaumöl die Abwehrkräfte stärken

Bei regelmäßiger Anwendung von Teebaumöl wird Ihr Immunsystem in doppelter Weise gestärkt. Zum einen wird die Belastung durch Krankheitserreger durch die antibakterielle, antivirale und fungizide (pilztötende) Wirkung von Teebaumöl reduziert. Zum anderen wird auch die Psyche durch Teebaumöl positiv beeinflußt, was, wie man heute weiß, entscheidend zur Stabilität des Immunsystems beiträgt. Deswegen sollten Sie sich in regelmäßigen Abständen Bäder mit Teebaumöl und anderen ätherischen Ölen gönnen (siehe Kapitel Hautpflege, S. 15 ff.), Duftlampen mit Teebaumöl aufstellen (siehe Kapitel Aromatherapie, S. 12 ff.) und sich mit einem Öl, dem Sie einige Tropfen Teebaumöl zusetzen, massieren oder massieren lassen.

Antiseptisch und entzündungshemmend – die beiden Haupteffekte von Teebaumöl

Da Teebaumöl vor allem antiseptische und entzündungshemmende Eigenschaften hat, sind seine Haupteinsatzgebiete Infektionen

Teebaumöl gegen Pilze und Bakterien

Teebaumöl wirkt sehr gut bei Befall durch folgende Pilze oder Bakterien:

Pilze	Grampositive Bakterien	Gramnegative Bakterien
Aspergillus flavus	Beta haemolytic streptoc.	Citrobacter spp.
Aspergillus niger	Propionibacterium acne	Escherichia coli
Candida albicans	Staphylococcus aureus	Klebsiella pneumoniae
Microsporum canis	Staphylococcus epidermis	Leginella spp.
Microsporum gypseum	Staphylococcus faecalis	Proteus mirabilis
Thermoactinomycetes v.	Staphylococcus pneumoniae	Pseudomonas aeruginosa
Trichophyton mentagrophytes	Staphylococcus pyrogenes	Shigella sonnei
Trichophyton rubrum		

und entzündliche Prozesse der Haut und der Schleimhäute. Darüber hinaus wirkt Teebaumöl jedoch bei einer Vielzahl von Erkrankungen lindernd auf Schmerzen und Symptome sowie heilend.

Verblüffende Wirkung bei Erkältungskrankheiten und Infektionen

Teebaumöl wirkt bei Erkältungen und Infektionskrankheiten mehrfach:
- Es tötet Krankheitserreger wie Bakterien und Viren ab.
- Es wirkt schleimlösend.
- Es stärkt das Immunsystem.
- Es senkt Dauer und Schwere der Erkrankung.
- Es beugt Sekundärinfektionen vor.

Sinnvolle Basismaßnahmen, die je nach Art der Erkrankung variiert werden können, sind in jedem Fall.

Vorbeugende Hilfe

Aromatherapie
In eine Duftlampe, den Luftbefeuchter der Heizung oder eine Schale mit heißem Wasser:
5 Tropfen Teebaumöl
3 Tropfen Angelikaöl

Bäder
1 Glas Milch, Sahne oder 1 Eßlöffel flüssiger Honig
8 Tropfen Teebaumöl
5 Tropfen Angelikaöl

Hilfe bei Schnupfen

Aromatherapie
5 Tropfen Teebaumöl
2 Tropfen Angelikaöl
2 Tropfen Pfefferminzöl
2 Tropfen Basilikumöl

Inhalation
In eine Schüssel mit dampfend heißem Wasser:
5 Tropfen Teebaumöl
1 Tropfen Thymianöl
4 Tropfen Pfefferminzöl
4 Tropfen Lavendelöl

Kompressen
Auf ein heißes feuchtes Taschentuch oder einen Waschlappen:
5 Tropfen Teebaumöl
Die Kompresse fünf Minuten auf die Nase legen. Mehrmals täglich wiederholen.

Nachts können Sie ein Taschentuch mit einigen Tropfen Teebaumöl beträufeln und auf oder unter das Kopfkissen legen. Für unterwegs auch immer wieder einige Tropfen Teebaumöl auf ein Taschentuch geben und so oft wie möglich unter die Nase halten.

Husten, Heiserkeit, Halsschmerzen, Infektionen der Atemwege

Aromatherapie
5 Tropfen Teebaumöl
2 Tropfen Thymianöl
5 Tropfen Zedernholzöl
5 Tropfen Kamilleöl

Einreibungen
In ein Schnapsglas voll Basisöl (Oliven-, Mandel-, Jojoba-, Avocadoöl)
3 Tropfen Teebaumöl
3 Tropfen Thymianöl
2 Tropfen Pfefferminzöl

Gurgeln
1 Glas warmes Wasser
10 Tropfen Teebaumöl
Gut mischen. Fünf Minuten kräftig gurgeln.

Halswickel
Auf ein warmes feuchtes Tuch einige Tropfen Teebaumöl geben. Mit einem trockenen Baumwolltuch umwickeln. Ein Wolltuch darüber legen. 20 Minuten einwirken lassen. Mehrmals am Tag wiederholen, falls nötig.

Fieber

Wadenwickel
Durch ätherische Öle wird die bekannt fiebersenkende Wirkung von Wadenwickeln noch um ein Vielfaches verstärkt. Sie benötigen dazu drei Tücher. Ein Leinentuch (Größe etwa wie Handtuch) in kaltem Wasser auswringen und straff um die Unterschenkel wickeln. Darüber kommt ein trockenes Baumwolltuch und darüber ein trockenes Wolltuch. Die Liegezeit beträgt 20 Minuten. Das Ganze kann im Abstand von einer Viertelstunde mehrmals wiederholt werden. Auf das unterste nasse Tuch träufeln Sie:
5 Tropfen Teebaumöl
3 Tropfen Lavendelöl

Blasenentzündung

Blasenentzündungen holt man sich durch Unterkühlung oder als bakterielle Infektion. Man sollte dabei bedenken, daß, wie bei allen Krankheiten, noch eine dritte Variante dazukommen muß, nämlich ein geschwächtes Immunsystem, wodurch auch immer. Das kann durch Krankheiten passieren, durch Streß, durch Ärger (man lausche auch auf Redewendungen wie »Ich bin total angepißt«, auch wenn sie nicht sonderlich fein sind) oder Sonstiges. Es lohnt sich je-

HEISSER TIP!

Falls Sie öfter an Blasenentzündung leiden, versuchen Sie es mal mit Kürbiskernen. Sie stärken die Blase. Man kann die Kerne in der Apotheke kaufen und kurmäßig einnehmen.

denfalls, ebenso diese Seite einer Erkrankung zu bedenken und vielleicht auch auf dieser Ebene »Heilung« anzustreben. Einfach darauf zu achten reicht manchmal schon aus dafür.

Sitzbäder

2 Liter heißes Wasser
5 Tropfen Teebaumöl
3 Tropfen Kamilleöl
3 Tropfen Lavendelöl
1 Tropfen Wacholderöl

Etwa eine Viertelstunde über dem aufsteigenden Dampf sitzen. Dabei den Unterleib mit einem warmen Badetuch umwickeln und warme Socken anziehen. Eine Stunde im Bett nachruhen.

Teebaumöl bei Hautkrankheiten

Menschen mit Hauterkrankungen haftet oft der Ruch mangelnder Reinlichkeit an. »Unreine Haut« ist ein gängiger Begriff und legt solche Ansichten nahe. Derartige Vorurteile machen es Menschen, denen ihr Leid ins Gesicht geschrieben ist, noch schwerer, als sie es ohnehin schon haben. Doch nicht genug, daß Hautgesunde abfällig über ihre pickelübersäten Mitmenschen urteilen. Diese wissen es selbst oft auch nicht besser. Umfragen haben ergeben, daß zwei Drittel aknekranker Jugendlicher ihre Pusteln und Mitesser für den Ausdruck

mangelnder Reinlichkeit halten. Sie glauben, daß ihr mit Seife und Gesichtswasser erfolgreich zu Leibe gerückt werden könnte. Das Gegenteil tritt dadurch oft ein. Aggressive Reinigungsprodukte schädigen die Haut noch mehr und lassen Mitesser und Pickel erst recht aufblühen.

Teebaumöl ist hier eine wertvolle Hilfe. Durch seine keimtötenden, tiefenreinigenden, antientzündlichen und gleichzeitig pflegenden Eigenschaften ist es für Menschen mit Problemhaut bestens geeignet. Natürlich sollte man bei ernsthaften chronischen Hauterkrankungen einen Hautarzt oder Heilpraktiker zu Rate ziehen. Teebaumöl kann man jedoch in jedem Fall verwenden. Es schadet nie.

Im folgenden beschreiben wir einige Anwendungen bei verschiedenen Hautproblemen.

Abszesse

Abszesse werden in der Regel durch Bakterien oder Pilze hervorgerufen, wenn das Immunsystem bereits geschwächt ist. Wenn Sie öfter davon heimgesucht werden, sollten Sie die Ursache abklären lassen. Teebaumöl ist eine wertvolle Hilfe.

Kompressen

Einen Waschlappen in heißes Wasser tauchen. Darauf
5 Tropfen Teebaumöl
Auf den Abszeß legen, bis der Waschlappen wieder kalt ist. Mehrmals am Tag wiederholen.

Wickel

Falls der Abszeß stark schmerzt, nehmen Sie eine Mullbinde oder ein Taschentuch. Darauf
5 Tropfen Teebaumöl
5 Tropfen Kamilleöl
Die betroffene Stelle umwickeln, mit einem Baumwolltuch befestigen. Über Nacht einwirken lassen.

Packungen

2 Teelöffel Heilerde mit Wasser vermischen
5 Tropfen Teebaumöl dazu
Auf die betroffene Stelle auftragen und 1/2 Stunde einwirken lassen.

Desinfektion

Tragen Sie mehrmals am Tage unverdünntes Teebaumöl auf den Abszeß auf, bis der Heilungsprozeß abgeschlossen ist.

Akne

Die Vorteile von Teebaumöl entfalten sich bei Akne besonders gut. Denn das Öl wirkt antiseptisch sowie antientzündlich und ist trotzdem mild. Auch Pickelherde unter der Haut lassen sich damit auflösen. Grundsätzlich empfiehlt sich, alle kosmetischen Produkte zur Reinigung und Pflege auf Teebaumöl-Basis anzuwenden. Sie können sie fertig im Handel kaufen oder die Lotionen und Cremes, die Sie benutzen, mit Teebaumöl anreichern.

Reinigung

In das Waschwasser oder in die Reinigungslotion
4 Tropfen Teebaumöl
geben. Regelmäßig Gesicht und andere betroffene Körperstellen damit reinigen.

Gesichtswasser

Mischen Sie *100 ml Rosenwasser* aus der Apotheke mit
25 Tropfen Teebaumöl
In eine dunkle Flasche füllen. Vor Gebrauch schütteln. Morgens und abends das Gesicht mit Hilfe eines getränkten Wattebausches sanft abreiben.

Cremes

1 Teelöffel Creme
4 Tropfen Teebaumöl

Dampfbad

In eine Schüssel mit dampfend heißem Wasser
4 Tropfen Teebaumöl
2 Tropfen Kamilleöl
10 Minuten mit einem Handtuch über Kopf und Schüssel einwirken lassen. Zwei- bis dreimal wöchentlich.

Desinfektion

Mehrmals täglich die betroffenen Stellen mit unverdünntem Teebaumöl auf einem Wattebausch oder mit gereinigter Fingerkuppe betupfen.

Gürtelrose

Bei dieser oft sehr schmerzhaften Viruserkrankung kann Teebaumöl aufgrund seiner virenabtötenden Wirkung zur Linderung und Heilung wesentlich beitragen. Neben Bädern mit Teebaumöl (siehe Kapitel Haut, S. 17 f.) hat sich folgendes bewährt:

Einölen und/oder Verband anlegen

1 Teelöffel Basisöl, am besten Mandel- oder Weizenkeimöl
5 Tropfen Teebaumöl

Hautwolf

Diese wunden Stellen, die sich durch Scheuern in Hautfalten oder an Armen und Beinen bilden, lassen sich mit Teebaumöl rasch abheilen.
1 Teelöffel Mandelöl oder ein sonstiges Basisöl
5 Tropfen Teebaumöl
3 Tropfen Kamilleöl
Mehrmals täglich leicht auf die entzündlichen Stellen streichen.

Herpes

Besonders bei Infektionskrankheiten, Streß, bei bestimmten Medikamenten oder zu starker Sonneneinwirkung, die alle das Immunsystem schwächen können, sieht das Herpesvirus, das immer in uns wohnt, seine Stunde für gekommen und macht sich auf den Weg. Meistens entstehen die Herpesbläschen an der Lippe und sind häufig etwa drei Wochen lang dort sichtbar.

Bei den ersten Anzeichen – oft ein leichtes Juckgefühl an der Lippe – tragen Sie das viruskillende Teebaumöl mehrmals täglich auf. Der Juckreiz geht schnell zurück, denn Teebaumöl wirkt unmittelbar gegen jede Form von Juckreiz, die Bläschen klingen schneller ab oder blühen erst gar nicht so stark auf wie sonst.

Pilzinfektionen

Pilzinfektionen der Haut, der Haare, der Nägel, des Genitalbereichs oder der Mundhöhle treten häufig bei geschwächtem Immunsystem auf, zum Beispiel nach einer längeren Krankheit oder aufgrund einer Antibiotika-Behandlung. Sie lassen sich gut mit Teebaumöl unter Kontrolle bringen. Alle Produkte wie Seife, Cremes usw. auf Teebaumöl-Basis entweder im Handel kaufen oder die eigenen Produkte damit anreichern. Bei chronischem Verlauf sollte immer ärztlicher Rat oder heilpraktische Unterstützung gesucht werden.

Eincremen oder einölen
1 Teelöffel Basisöl
5 Tropfen Teebaumöl
Mehrmals am Tage auf die betroffenen Stellen auftragen.

Spülungen der Mundhöhle
1 Glas Wasser
5 Tropfen Teebaumöl
Mehrmals am Tag damit gurgeln.

Tampons
Bei Pilzinfektionen der Scheide
100 ml destilliertes Wasser
20 Tropfen Teebaumöl
in eine dunkle Flasche abfüllen. Vor Gebrauch schütteln. Tampons damit tränken. Mehrmals am Tage erneuern.

Hand- und Fußbäder
Bei Nagel- und Fußpilz
1–2 Liter warmes Wasser
5 Tropfen Teebaumöl
5 Tropfen Zedernholzöl
2 Tropfen Thymianöl
Ein- bis zweimal am Tag anwenden.

Schuppenflechte

Die Schuppenflechte (Psoriasis) kann in jedem Lebensalter auftreten. Sie nimmt häufig einen schubweisen Verlauf und tritt im Frühjahr und Herbst bevorzugt auf. Teebaumöl kann Schuppenflechte zwar nicht heilen, aber es wirkt lindernd auf Hautreizungen und kann Entzündungen verhindern. Auch bei Schuppenflechte wie bei allen Hauterkrankungen empfiehlt sich, alle kosmetischen Produkte auf Teebaumöl-Basis anzuwenden. Wenn der Geruch nicht angenehm genug ist, mit anderen ätherischen Ölen mischen.

Wundliegen

100 ml Basisöl
(Oliven-, Mandel-, Jojobaöl zum Beispiel)
20 Tropfen Teebaumöl
Mischen. In eine dunkle Flasche geben. Vor Gebrauch schütteln. Mehrmals am Tage sanft damit einreiben.

Mit Teebaumöl heilen

Liste der weiteren Indikationsgebiete für Teebaumöl

Allergien

Hautallergien sind oft von unangenehmem Brennen und Jucken begleitet. Teebaumöl kann diese Symptome deutlich lindern oder beseitigen.
1 Teelöffel Basisöl oder Hautcreme
4 Tropfen Teebaumöl
2 Tropfen Kamilleöl
Regelmäßig die betroffenen Hautstellen damit einreiben.

Asthma

Teebaumöl wirkt lindernd und heilsam auf die gereizten, entzündeten Atemwege.

Aromatherapie
In eine Duftlampe oder eine Schale mit heißem Wasser:
5 Tropfen Teebaumöl
3 Tropfen Salbeiöl
2 Tropfen Zedernholzöl
2 Tropfen Grapefruitöl

Inhalation
1 Liter dampfend heißes Wasser
3 Tropfen Teebaumöl
2 Tropfen Salbeiöl

Frostbeulen

Auf die juckenden Beulen zweimal täglich unverdünntes Teebaumöl auftragen.

Gelenkentzündungen und Gicht

Vollbäder
1 Glas warme Milch, Sahne oder 1 Eßlöffel flüssiger Honig
10 Tropfen Teebaumöl

Massage
50 ml Basisöl
30 Tropfen Teebaumöl
Mischen. Zweimal täglich die schmerzenden Stellen damit sanft und mindestens fünf Minuten lang einreiben.

Packungen
Je nach Größe der zu behandelnden Stelle einige Teelöffel Heilerde mit etwas Wasser anrühren
5–10 Tropfen Teebaumöl
Auf die schmerzenden Stellen auftragen, mit feuchtem warmem Tuch umwickeln. Mindestens eine halbe Stunde einwirken lassen.

Gerstenkorn

Teebaumöl sollte nicht in der Nähe der Augen aufgetragen werden, da sonst die Reizung zu stark ist. Möglich sind jedoch bei dieser eitrigen Entzündung an den Drüsen der Augenwimpern:

Augendampfbäder
1 Schüssel mit dampfend heißem Wasser
5 Tropfen Teebaumöl
Ein Handtuch umhängen, damit kein Dampf entweicht. Fünf Minuten mit geschlossenen Augen die heilsamen Dämpfe wirken lassen.

Hämorrhoiden

Die knotenförmig vergrößerten Venen im Bereich des Enddarms, die sich vorwölben und reißen können, verursachen meist starke krampfartige Schmerzen und ein unerträgliches Brennen. Ein Körperöl, dem Teebaumöl beigemischt ist, überzeugt durch seine schmerz- und juckreizstillende Wirkung.
50 ml Johanniskrautöl
10 Tropfen Teebaumöl
5 Tropfen Lavendelöl
5 Tropfen Kamilleöl
5 Tropfen Zypressenöl
Mehrmals die schmerzenden Stellen sanft damit einreiben.
Im Handel sind auch Teebaumöl-Zäpfchen erhältlich, die sich bewährt haben.

HIV-Infektion

Ärzte und HIV-Patienten, vorwiegend aus den USA, berichten darüber, wie sie mit Hilfe von Teebaumöl-Anwendungen ihre häufigen Infektionen besser unter Kontrolle haben und ihre durch die Medikamente, die sie einnehmen, oft sehr trockene Haut wirksam pflegen.

Wie allen Immungeschwächten kann auch Menschen, die HIV-positiv sind, sehr empfohlen werden, alle erdenklichen Anwendungsmöglichkeiten von Teebaumöl und Teebaumöl-Produkten zu nutzen. Die zugrundeliegende Krankheit kann dadurch zwar nicht geheilt werden, aber die Begleiterkrankungen können sehr abgemildert oder verhindert und die Lebensqualität dadurch beträchtlich erhöht werden.

Hühneraugen

Massage
1 Teelöffel Olivenöl
5 Tropfen Teebaumöl
oder Teebaumöl unverdünnt regelmäßig auf die verhornten Stellen auftragen und gut massieren.

Pflaster
Auf ein normales Heftpflaster oder ein Hühneraugenpflaster
5 Tropfen Teebaumöl
geben. Täglich erneuern.

Ischias- und Kreuzschmerzen

Da Teebaumöl nicht nur oberflächlich auf die Haut wirkt, sondern in tiefere Hautschichten eindringt, kann es auch bei Ischias- und Kreuzschmerzen hilfreich sein.

Vollbäder
1 Glas warme Milch, Sahne
oder 1 Eßlöffel flüssiger Honig
10 Tropfen Teebaumöl

Massage
1 Eßlöffel Basisöl
10 Tropfen Teebaumöl
Täglich mehrmals die schmerzenden Stellen damit massieren.

Krampfadern

Die krampfartigen Schmerzen, die als Begleiterscheinung von Krampfadern häufig auftreten, können mit Teebaumöl deutlich gelindert werden. Bei beginnenden Infektionen oder Geschwüren hat sich die regelmäßige Waschung mit anschließenden Umschlägen sehr bewährt.

Waschung
1 Liter abgekochtes Wasser
8 Tropfen Teebaumöl

Umschlag
Ein nasses Leintuch mit Teebaumöl beträufeln. Auf die betroffenen Stellen legen und mit einem Baumwolltuch umwickeln. Die Stützstrümpfe darüberziehen. Mehrmals täglich wechseln.

Creme
1 Eßlöffel Feuchtigkeitscreme
20 Tropfen Teebaumöl
Gut mischen und täglich einmassieren.

Mandelentzündung

Die antientzündliche Wirkung von Teebaumöl kann eine Mandelentzündung schnell abklingen lassen und verhindern, daß sich die Infektion verschlimmert. Auch zur Senkung des Fiebers (siehe Kapitel Erkältungen, S. 34) ist Teebaumöl geeignet.

Gurgeln
1 Glas warmes Wasser
5 Tropfen Teebaumöl
Täglich mehrmals kräftig fünf Minuten lang damit gurgeln.

Mittelohrentzündung

Eine Mittelohrentzündung kann viele Ursachen haben. Um Schäden an diesem empfindlichen Organ zu vermeiden, sollte in jedem Fall ein Arzt oder Heilpraktiker hinzugezogen werden. Das Öl wirkt lindernd auf die Schmerzen und heilsam auf die entzündlichen Prozesse.

1 Schnapsglas Basisöl
4 Tropfen Teebaumöl
Mit einer Pipette etwas davon ins schmerzende Ohr träufeln und mit einem Wattebausch verschließen. Mehrmals täglich wiederholen.

Einreibung
Auch die Ohrmuscheln mit Teebaumöl einzureiben unterstützt den Heilungsprozeß.

Müdigkeit

Teebaumöl wirkt auch auf die Psyche. Wenn Sie einen Energieschub brauchen, gönnen Sie sich folgendes:

Aromatherapie
7 Tropfen Teebaumöl
5 Tropfen Zitronenöl
3 Tropfen Rosmarinöl

Revitalisierungsbad
1 Gläschen Milch, Sahne oder
1 Eßlöffel flüssiger Honig
5 Tropfen Teebaumöl
3 Tropfen Rosmarinöl
3 Tropfen Ingweröl

Muskelkater

Bäder
1 Gläschen Milch, Sahne oder
1 Eßlöffel Honig
7 Tropfen Teebaumöl
7 Tropfen Salbeiöl
3 Tropfen Wacholderöl
2 Tropfen Ingweröl

Massagen
100 ml Mandelöl
7 Tropfen Teebaumöl
3 Tropfen Wacholderöl
2 Tropfen Ingweröl

Rheuma-Schmerzen

Wegen seiner schmerzstillenden Wirkung ist Teebaumöl auch für Rheuma-Kranke eine Erleichterung. Es verbessert zudem die Durchblutung und wirkt Entzündungen entgegen. Bäder und Massagen bringen oft sofort eine Linderung der Symptome.

Vollbäder
1 Glas Sahne oder Milch
10 Tropfen Teebaumöl
Ins warme Badewasser geben.

Massagen
50 ml Basisöl
30 Tropfen Teebaumöl
Gut mischen. Zweimal täglich die schmerzenden Stellen massieren.

Scheidenentzündung

Tampons
Ein Tampon mit Teebaumöl tränken.
Mehrmals täglich wechseln. Falls ein
leichtes Brennen auftritt, eine Mischung
nehmen aus
1/4 Liter destilliertem Wasser
10 Tropfen Teebaumöl

Schlafstörungen

Entspannungsbad
1 Glas Milch, Sahne oder
1 Eßlöffel flüssiger Honig
5 Tropfen Teebaumöl
3 Tropfen Mandarinöl
1 Tropfen Vetiveröl
3 Tropfen Lavendelöl

Vor dem Bad schon eine Duftlampe
anzünden am Bett mit:
5 Tropfen Bergamottöl
5 Tropfen Lavendelöl
3 Tropfen Teebaumöl

Sonnenbrand

Rechtzeitig aufgetragen, kann Teebaumöl
Blasenbildung und Juckreiz weitgehend
verhindern.
1 Eßlöffel Johanniskrautöl
5 Tropfen Teebaumöl

Auf die betroffenen Stellen mehrmals täglich auftragen.
Bei schwereren Verbrennungen Teebaumöl
unverdünnt auftragen.

Ulcus cruris

Teebaumöl soll bei diesen Unterschenkel-
geschwüren wahre Wunder vollbringen,
heißt es immer wieder. Teebaumöl unverdünnt auf die Wunden auftragen. Schon
nach wenigen Tagen zeigt sich eine
Besserung.

Warzen

Warzen zweimal täglich mit unverdünntem
Teebaumöl betupfen.

Zysten der Eierstöcke

Mit Teebaumöl-Zäpfchen läßt sich offenbar
eine Verkleinerung der Zysten erreichen.
Auch mit Teebaumöl getränkte Tampons
sind hilfreich. Bei anhaltender Sympto-
matik sollte ein Arzt oder Heilpraktiker zu
Rate gezogen werden.

Erste Hilfe
mit Teebaumöl

Insektenstiche

Die schmerzende oder juckende Stelle mit unverdünntem Teebaumöl einreiben. Falls Sie am ganzen Körper von Stechmücken zerstochen sind, wirkt ein warmes Vollbad, dem zehn Tropfen Teebaumöl in Milch oder Sahne zugesetzt werden.

Kratz- oder Bißwunden

Tupfen Sie einige Tropfen Teebaumöl direkt auf die Wunden.

Prellungen, Quetschungen

Auf die verletzten Stellen Teebaumöl direkt auftragen. Auch Kompressen sind hilfreich: Einen Waschlappen in kaltem Wasser auswringen, fünf Tropfen Teebaumöl darauf geben, auf die verletzte Stelle legen und 30 Minuten einwirken lassen.

Schnitt- und Schürfwunden

Bei kleineren Wunden Teebaumöl unverdünnt auftragen. Größere Wunden erst ausbluten lassen, damit Schmutzpartikel ausgeschwemmt werden. Dann einen Wundverband anlegen, der täglich erneuert wird. Auch auf diesen einige Tropfen Teebaumöl geben.

Sehnenzerrung

Als begleitende Maßnahme zur meist notwendigen ärztlichen Behandlung lindert Teebaumöl die Schmerzen. Es kann direkt aufgetragen werden. Oder Sie legen eine Kompresse mit ein paar Tropfen Teebaumöl getränkt 30 Minuten lang auf.

Verbrennungen

Bei kleineren Wunden die verbrannten Stellen erst unter fließend kaltes Wasser halten, bis der Schmerz zurückgeht. Dann Teebaumöl unverdünnt auftragen. Mehrmals täglich wiederholen, bis die Wunde verheilt ist. Das Teebaumöl lindert ebenfalls Schmerzen und verhindert, daß Brandblasen entstehen. Bei größeren Wunden unverzüglich den Notarzt rufen.

Teebaumöl in der Reiseapotheke

Ameisenbisse

Teebaumöl beseitigt Rötungen und Juckreiz sehr schnell. Unverdünnt auftragen.

Blasen an den Füßen

Auf einen Wattebausch fünf Tropfen Teebaumöl geben und mehrmals am Tag die Blasen damit betupfen.

Desinfektion von Wunden

Kleinere Wunden können direkt mit unverdünntem Teebaumöl desinfiziert werden. Größere Wunden sollten erst ausbluten. Dann den Wundverband mit einigen Tropfen Teebaumöl tränken.

Insektenstiche

siehe Erste Hilfe, gegenüberliegende Seite

Mückenplage

Eine Duftlampe mit Teebaumöl aufstellen.

Moskitonetz mit Teebaumöl beträufeln. Den Körper mit einer Mischung aus Basisöl und zehn Tropfen Teebaumöl einreiben.

Quallenbisse

Die betroffenen Stellen mit unverdünntem Teebaumöl einreiben. Beseitigt den Juckreiz schnell.

Sonnenbrand

Teebaumöl lindert den Schmerz und beugt Brandblasen vor. Direkt auf die betroffenen Stellen auftragen. Dann in ein After-sun-Präparat einige Tropfen Teebaumöl geben und vorsichtig einmassieren. Mehrmals wiederholen.

Zeckenbiß

Teebaumöl direkt auf die Zecke träufeln. Mit einer Pinzette vorsichtig nach zwei Minuten rausdrehen. Dann erneut Teebaumöl auf die Wunde auftragen.

Anhang

Liste der gebräuchlichsten Anwendungen von Teebaumöl

Aromatherapie
Badezusatz
Desinfektionsmittel
Direkte Anwendung
Duschgel
Gesichtspackungen
Haarpackung
Haarshampoo
Haarwasser
Hautcreme
Hautlotion
Inhalation
Kompressen
Massageöl
Mundwasser
Pflaster
Putzmittel
Reinigungsmilch
Seifen
Sonnencreme
Spülungen
Tampons
Zahnpasta

Literatur

Diedrich, Carl-Michael/Simons, Anne:
Das Teebaumöl-Praxisbuch, Scherz Verlag,
11. Auflage 1997

Kluge, Heidelore:
*Natürlich heilen und pflegen mit
Teebaumöl*, Südwest Verlag,
3. Auflage 1997

Olsen, Cynthia B.:
Die Teebaumöl-Hausapotheke,
Windpferd Verlag, 4. Auflage 1996

Schaenzler, Dr. Nicole/Joas, Dr. Anke:
*Infektionen natürlich behandeln mit
Teebaumöl*, Südwest Verlag 1997

Schutt, Karin:
Aromatherapie, Falken Verlag 1990

Valnet, Jean:
Aromatherapie, Heyne Verlag,
5. Auflage 1989

Werner, Monika:
Ätherische Öle, Gräfe und Unzer 1993

Register

In der Reihe »Mutter Natur« sind im
Urania Verlag ferner erschienen:

Heilen und pflegen mit den Wirkstoffen
des Grapefruitkerns (Nr. 625-8)
Natürlich gesund und aktiv mit Apfelessig
(Nr. 618-5)
Mehr Power durch Nachtkerzenöl (Nr. 621-5)
Lebenskraft tanken mit Weißdorn (Nr. 617-7)
Frisch und munter durch Obst-Enzyme (Nr. 622-3)
Natürlich fit und vital durch die Zauberwurzel
Ginseng (Nr. 619-3)
Vorbeugen und heilen mit der Kraft des Ginkgo
(Nr. 616-9)
Natürlich stark und gesund durch Knoblauch
(Nr. 620-7)

Die Deutsche Bibliothek –
CIP-Einheitsaufnahme

Zimmer, Dorothea:
Sanfte Behandlung und Pflege mit Teebaumöl :
so helfen Sie sich selbst mit den heilenden und
pflegenden Essenzen des Wunderöls / Dorothea
Zimmer. - Berlin : Urania, 1997
ISBN 3-332-00623-1

© 1997 by Urania-Verlag in der Dornier
Medienholding, Berlin

Umschlaggestaltung: S/L Kommunikation
Titelbild: Hans Reinhard
Lektorat: Dr. Reitter & Partner Verlag GmbH,
85591 Vaterstetten
Satz: Dr. Reitter & Partner Verlag GmbH,
85591 Vaterstetten
Druck: Westermann Druck, Zwickau
Printed in Germany

Orginalausgabe
ISBN 3-332-00623-1